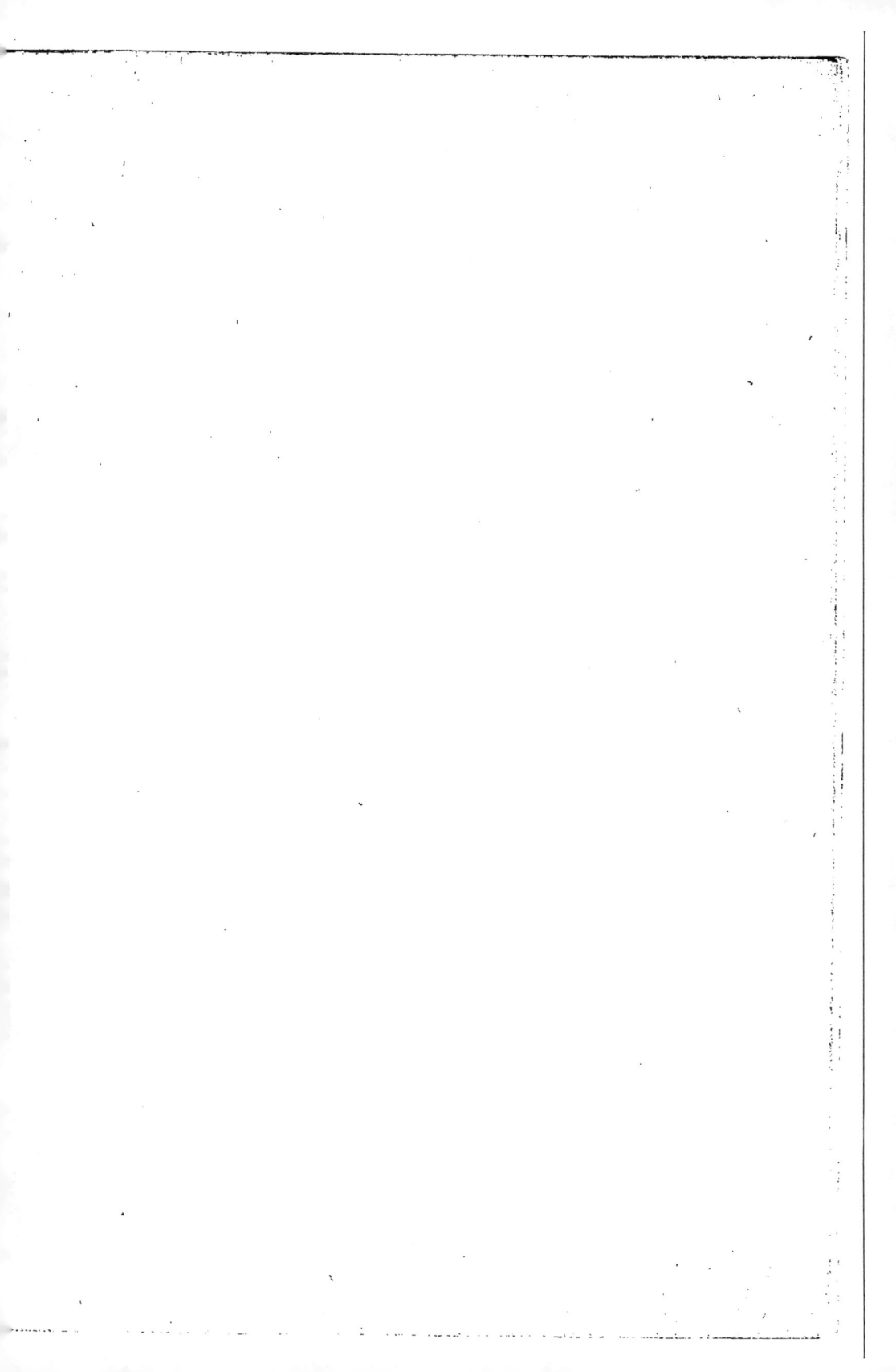

SOUVENIRS

ET RÉFLEXIONS

SUR LES

DIVERSES DOCTRINES

MÉDICALES

PAR M. BRAUDON

Médecin à Dompierre-sur-mer.

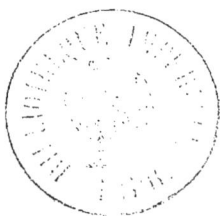

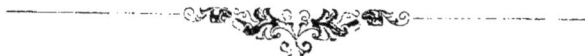

LA ROCHELLE

IMPRIMERIE DE Mme Z. DROUINEAU

Rue Grosse-Horloge, 6.

1870

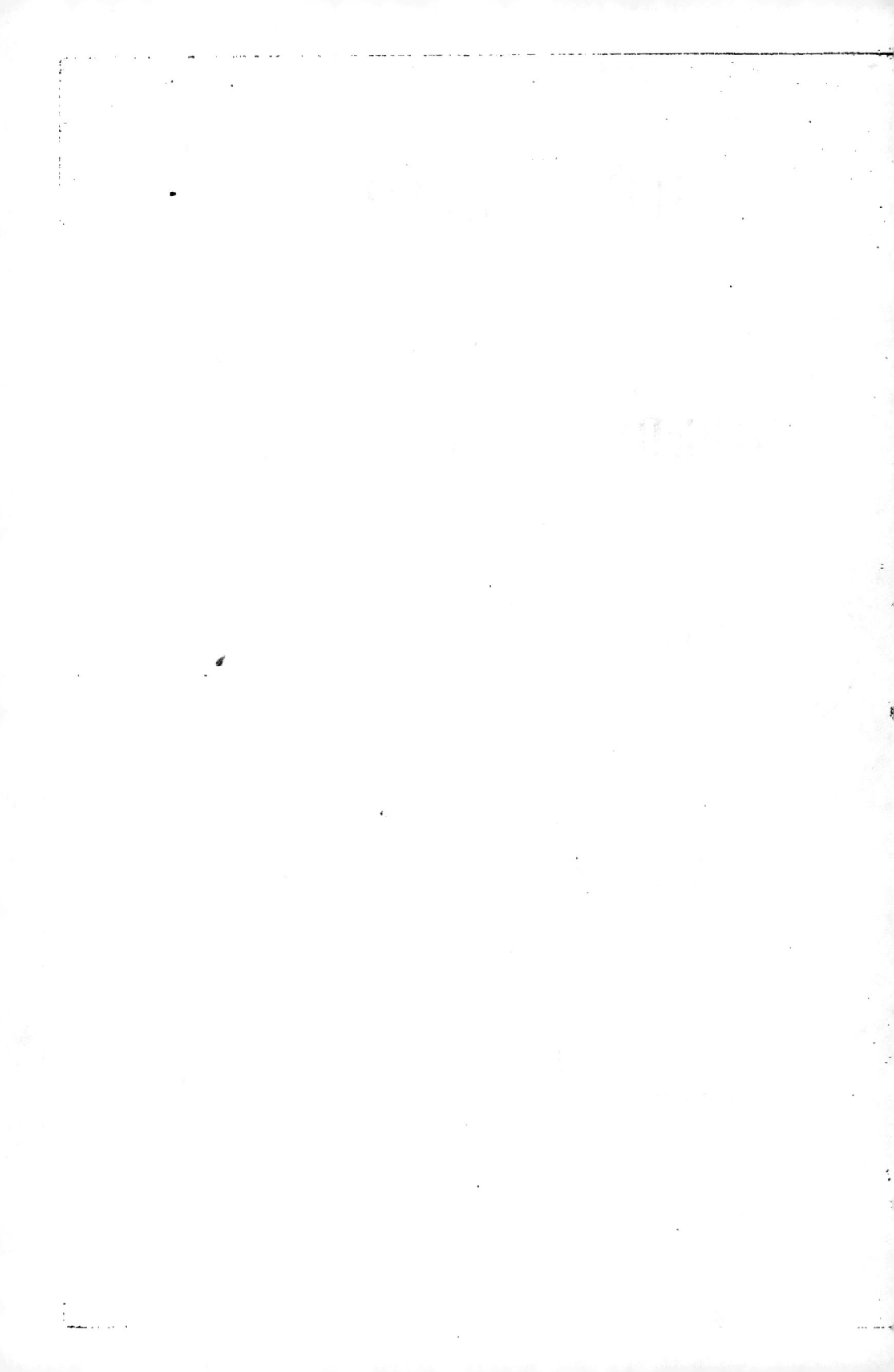

SOUVENIRS ET RÉFLEXIONS

SUR LES DIVERSES

DOCTRINES MÉDICALES

Mèlius anceps quam nullum.

Pendant les grandes crises sociales de la fin du dernier siècle les sciences médicales subissaient l'influence du temps ; l'indépendance du pays, la transformation de 89 absorbaient toute la vie nationale. Ces conquêtes assurées, la médecine, comme les autres sciences, reprit son mouvement progressif.

Un professeur célèbre publia alors un traité de nosographie philosophique. Toutes les maladies sont classées suivant les systèmes d'organes qu'elles attaquent ; les classes subdivisées en genres, ordres, espèces, semblent comprendre toutes les affections auxquelles l'humanité est exposée. L'influence du tempérament est prise en considération, toutes les associations possibles des maladies entre elles sont prévues et aucune lésion ne semble pouvoir échapper à ce vaste réseau analytique des maladies humaines.

Quand nous lisions ce livre, le diagnostic des maladies nous paraissait facile à acquérir ; c'était une plante à étudier, à classer selon les dispositions de sa tige, de sa corole, le nombre de ses étamines. C'était un classement ; ce n'était pas une doctrine. La question thérapeutique n'était traitée que très-secondairement. La part la plus large était faite aux puissances vitales conservatrices. Le rôle du médecin était d'observer les tendances critiques, de les favoriser et d'éviter une polypharmacie compromettante. Rôle de prudence et de temporisation peu satisfaisant pour les malades, qui ne comprennent pas que l'expectation puisse diminuer les heures de la souffrance ou adoucir ses tortures.

Nous en étions là lorsqu'un nouveau système apparut ; il constitua aussitôt une nouvelle école. Cette école s'ouvrit sous un titre pompeux, séduisant, qui semblait annoncer la révélation de tous les phénomènes de la vie ; c'était la médecine physiologique.

Toutes les maladies sont rapportées à un principe unique : l'irritation ; la conséquence pathologique est rigoureuse : la phlegmasie ; la déduction thérapeutique absolue : les anti-phlogistiques.

La doctrine fut enseignée avec toute l'ardeur et toute l'intolérance d'une foi nouvelle, tout l'entraînement et toute la puissance de l'éloquence ; elle fut accueillie avec un enthousiasme qui dépassa peut-être celui du révélateur. Il fallait nous voir, jeunes élèves, rire du premier aphorisme d'Hypocrate ! L'art était devenu court ; la vie du médecin n'avait plus besoin d'être longue ; l'expérience était toujours vraie et positive. Il n'y avait plus d'élèves dans la nouvelle école ; nous étions tous maîtres ! Ce n'est pas une critique que je fais, ce sont des souvenirs que je rappelle, une confession que je fais, et pour qu'elle porte ses fruits, le pardon, il faut bien la faire complète. Notre conviction était si grande et nous paraissait si éclairée que nous nous serions bien gardés d'étudier les doctrines qui avaient précédé la nôtre, nous en connaissions assez pour en rire et les dédaigner. D'ailleurs nous avions la vie et la mort pour preuves des vérités nouvelles. Les cadavres interrogés prononçaient toujours en notre faveur depuis la moindre tache jusqu'aux plus grands désordres organiques. Si la nécrologie élevait quelque doute, c'était celui de n'avoir pas usé avec assez de persistance ou avec trop de modération de la panacée anti-phlogistique. L'esprit de système est toujours le même, il ne voit d'insuccès que dans la modération.

Le temps attiédit toujours les opinions les plus exaltées. L'expérience finit toujours par démentir les doctrines qui veulent se fonder en dehors de son approbation bien positive et bien soutenue. Aujourd'hui que cette fièvre d'entraînement est calmée ; que la réflexion a remplacé l'enthousiasme ; que les mots ne doivent plus se soumettre complaisamment au vague de l'idée , mais que l'idée veut des mots vrais, positifs, pour s'élucider et se traduire , nous nous demandons ce que c'est que la médecine physiologique. Ces deux mots réunis veulent dire , sans doute , étude des maladies sous le rapport des actions organiques, et des lois qui les régissent dans l'état de santé comme en maladie.

Toutes les doctrines médicales qui se sont succédé auraient pu prendre le titre de physiologique aussi légitimement que celle qui se l'est approprié exclusivement. Les actions organiques augmentées , diminuées, viciées, forment la base indispensable à l'édification de tous les systèmes. Enlevez ces trois faits d'exaltation, de diminution ou de viciation des propriétés vitales, vous n'aurez plus de système , d'étude possible, par une raison bien simple , c'est que vous n'aurez plus de maladie.

Les actions organiques augmentées , c'est l'asthénie de Brown. Brown avait pensé que ce qui augmentait pouvait diminuer , et il avait admis l'asthénie. Sydenam et Boerhaave ne voyaient pas autre chose qu'une exaltation , une viciation des actions organiques dans l'ébullition du sang , dans sa distraction de son lieu naturel. Cullen ne pouvait voir autre chose qu'une exaltation, une viciation des actions organiques du système nerveux ; Sylvius et tous les Gallinistes ne voyaient pas autre chose dans le ferment morbifique du duodenum et dans l'altération des quatre humeurs principales. En se plaçant au point de vue de leurs auteurs, toutes les doctrines peuvent se dire physiologiques ; elles se touchent toutes par un de ces trois côtés : augmentation , diminution ou viciation des propriétés vitales ou des actions organiques. La traduction ou l'expression nouvelle d'un fait déjà connu n'est pas une découverte.

Pour justifier la prétention de son titre , la nouvelle école a-t-elle ajouté quelques découvertes importantes aux connaissances physiologiques que nous possédions? N'avons-nous plus rien à apprendre sur la vie? Sa source n'est-elle plus un mystère? Son foyer est-il tellement éclairé que nous voyons bien comment il s'entretient, et, de bonne foi, savons-nous toujours comment et pourquoi il s'éteint?

Franchissons le premier mystère, la conception; ne grandissons pas notre mission d'un nouvel inconnu; prenons l'homme fait; occupons-nous des principaux phénomènes que la vie nous présente. Nous connaissons la matière, ses formes, ses diverses natures physiques, ses rapports, ses compositions élémentaires. Dans la vie organique comme dans la vie sensitive nous trouvons des applications de la mécanique, de l'optique, de l'acoustique, de la plupart des lois physiques connues. Nous voyons que ces lois, dont l'homme fait de si merveilleuses applications, ne lui appartiennent pas, il les a trouvées toutes faites dans l'œuvre du Créateur; mais toutes ces admirables dispositions ne sont plus rien dès que le principe animateur s'est éteint. L'œil du cadavre ne voit plus, malgré qu'il n'ait rien perdu de sa perfection physique. L'hématose, la chilification, ces deux sources où la vie puise incessamment les aliments qui lui sont indispensables, ne nous sont point expliquées par la matière. Ce sont bien des propriétés vitales, des actions organiques, des faits physiologiques; mais nous ne pouvons les expliquer, parce qu'il y a là plus que des lois physiques, des affinités chimiques, il y a la vie, un secret que Dieu s'est réservé et que la matière n'explique pas, pas plus qu'elle n'explique l'intelligence. La médecine physiologique n'a pas éclairci le mystère. Il y a deux choses en physiologie: l'observation, la constatation des phénomènes de la vie; leur conséquence, leur but. Cette étude constitue sans doute une belle science; mais il y a aussi les moyens, l'intelligence, le pourquoi de ces phénomènes, et cette partie de la science est bien peu avancée; cependant la physiologie ne sera vraiment complète que lorsqu'elle la possèdera.

La nouvelle école a-t-elle été plus heureuse dans l'étude de la vie, troublée dans son harmonie, compromise dans son principe par des agents morbides?

La médecine physiologique s'est constituée sur un mot, l'irritation. C'est la pierre fondamentale de l'édifice. Quelle définition donne-t-elle de ce mot principe? C'est l'état d'un organe excité au-delà du degré suffisant pour l'entretien de la santé, et, par extension, de la vie : d'où il semblerait résulter que la mort ne serait que le degré suprême de l'irritation ou de l'excitation. L'un ou l'autre mot ne me semble pas démontrer bien clairement le fait physiologie. Ces excès d'irritation, dit-on, augmentent les actions organiques des tissus, qui en sont le siége ; de là des altérations diverses, selon la nature des tissus, la persistance et le degré de l'irritation ; c'est toujours la même arme, qui pénètre plus ou moins profondément et qui reste plus ou moins longtemps dans la plaie.

Les dispositions anatomiques des tissus ou des organes, la persistance et le degré d'irritation ne pouvant expliquer tous les faits pathologiques qui présentent des différences si variées et si profondes, un nom absolu ne pouvait suffire ; une foule de qualificatifs lui sont venus en aide : l'on a admis l'irritation inflammatoire, ulcérative, évacuative, atrophique, hypertrophique, dégénératrice, etc., etc. Devant tous ces adjectifs le nom s'efface et il ne reste plus que ce que nous avions avant et ce que nous aurons encore longtemps sans doute : des phlegmons, des ulcères, des atrophies, des cancers, etc., etc.

L'irritation n'est pas un phénomène physiologique nouveau ; nous le trouvons signalé avec sa conséquence pathologique dans un aphorisme d'Hypocrate. L'irritation, ou l'irritabilité, tient à la vie : « *Animalia sentiunt,* » dit Linné. La vie c'est donc la sensibilité ; la sensibilité, c'est l'accessibilité à une foule d'agents provocateurs ou modificateurs : d'où il résulte inévitablement des excitations, des diminutions, des viciations des actions organiques ou des propriétés vitales.

L'on ne peut donc douter que l'organisme ne soit accessible à l'action des agents nombreux et variés au milieu desquels nous vivons. La question est de savoir si ces agents n'ont qu'une seule et unique action, l'irritation phlegmasique avec ses variantes ; ou bien si chaque agent morbide imprime à l'organisme une altération particulière et dépendante de sa nature.

Procédant par comparaison, l'on ne peut méconnaître que c'est à très-bon droit qu'en matière médicale nous classons les agents thérapeutiques, dont on peut faire si facilement des agents pathologiques, par excès ou inopportunité, selon leur action reconnue sur tel ou tel système organique. S'il en est dont l'action ne peut être précisée d'une manière mathématique, il en est beaucoup dont l'action peut être parfaitement calculée et assurée.

Chaque règne de la nature fournit son contingent de modificateurs également puissants. Les moyens thérapeutiques, dont on ne peut séparer les agents toxiques, agissent de deux manières : ils doivent être mis en contact avec nos organes pour être portés dans l'économie ; ils peuvent laisser des traces de leur contact primitif avec nos tissus, y produire des lésions plus ou moins sensibles, plus ou moins graves. Mais ce n'est là que leur premier effet ; introduits dans l'économie, ils y portent leur action spéciale, bienfaisante ou funeste. Celui-ci détruit l'élément morbide qui compremettait la santé, la vie. Celui-là attaque tel ou tel foyer de la vie, altère le sang, décompose les chairs, ou bien ébranle les centres nerveux, paralyse leur action. Peut-on admettre que ces modifications, ces excitations, ces altérations organiques soient des inflammations ? Que ferait le médecin toxicologue avec les anti-phlogistiques, s'il ne pouvait expulser le poison ou s'il n'avait un moyen de le neutraliser ?

En dehors des agents étiologiques appréciables, il en est une foule d'autres qui existent à l'état permanent ou accidentellement dans le milieu que nous habitons. On les appelle agents miasmatiques, sans pouvoir affirmer que ce nom leur convienne bien toujours. Ils échappent à l'analyse, il n'ont pu tomber encore sous le scalpel de l'anatomiste, ni sous les réactifs du chimiste. L'expérience prévoit leur invasion et ne peut les prévenir. « Le typhus, dit M. Baudens, peut être produit à volonté ; les fatigues, les privations, l'encombrement le produiront inévitablement. Les miasmes organiques s'exhalent, le poison se répand ; les victimes tombent et deviennent elles-mêmes de nouvelles sources d'émanation et de mort. »

Que l'agent étiologique soit matériel, qu'il soit impondérable, comme l'électricité ; qu'il soit miasmatique, insaisissable, indescriptible, comme le sont le plus grand nombre, l'on ne peut contester que chaque cause n'ait son effet pathologique spécial.

N'admettre qu'un résultat pour tant de causes diverses me paraît une erreur de principe en opposition avec les faits d'observation.

Lorsque le choléra fit sa première irruption à Paris, nous attendions avec impatience l'opinion de notre ancien maître, quand nous entendîmes la sentence : Gastro-entérite! Malgré un pressentiment, qui n'avait pas un grand mérite, nous ne pûmes éviter une surprise, un regret. Nous ne pûmes, malgré toute la bonne volonté possible, admettre cette nouvelle gastro-entérite dans une famille déjà trop nombreuse ; ses titres de famille nous paraissaient trop équivoques.

Le drapeau physiologique nous parut bien pâle devant cette interprétation.

Au lieu d'entrer dans le détail des causes et la diversité des résultats que je viens d'indiquer, ou mieux que j'ai voulu faire entrevoir, l'école physiologique n'a vu qu'un fait : l'excitation des actions organiques sous le caractère phlegmasique ; c'est le point de départ de presque toutes les affections pathologiques.

L'expérience, d'accord avec l'étude des agents étiologiques connus, établit que l'irritation n'est jamais spontanée ; qu'elle est la première manifestation de la cause morbide et qu'elle en porte le cachet ; que ce cachet est non-seulement une irritation inflammatoire, mais une altération, une modification de l'organisme sous plusieurs formes et de plusieurs natures. Nous voyons bien l'épine qui est entrée dans nos chairs, qui les irrite et les enflamme ; mais il y a une foule d'autres épines invisibles qui pénètrent dans l'organisme, le modifient, l'altèrent et le détruisent autrement que par l'inflammation.

L'écueil de tous les systèmes se trouve dans l'exclusivisme de leurs principes. L'on reconnaît un fait, on juge la question tout entière par le fait qu'on a remarqué ; il absorbe toute l'attention. C'est un jugement porté sur un seul témoignage, et il y en a mille. De ce témoignage on fait la vérité et tous ceux qui viennent après sont taillés, ajustés au gré du juge ; il les encadre tous selon les besoins de son opinion déjà faite et arrêtée. Telle est la puissance de nos opinions qu'elles nous égarent de la meilleure foi du monde ; elles grossissent démesurément ce qui nous flatte et rendent invisible tout ce qui nous est contraire. Depuis les querelles des humoristes et des solidistes jusqu'à celles qui retentissaient, il y a peu de mois, sous les voûtes académiques, entre les organicistes et les vitalistes, l'on peut constater cet écueil de l'exclusivisme des doctrines. Les intelligences les plus supérieures, loin d'échapper à cet écueil, semblent s'y précipiter avec le plus d'ardeur et de confiance. L'esprit semblerait se complaire dans l'erreur, tant il a de ressources pour la faire passer pour vérité.

L'exclusivisme de doctrine entraîne l'exclusivisme de traitement. L'humoriste ne veut pas se dessaisir de son arme favorite, les évacuants ; le Brownien, de ses stimulants ; celui-ci, de ses calmants ; celui-là, de ses sangsues et de sa lancette. Au milieu de toutes ces sectes dissidentes peuvent naître le septicisme et l'incrédulité, dont la doctrine était formulée, il y a peu de temps, dans l'aphorisme d'un publiciste contemporain : Mettre tout son talent à paraître faire et à ne rien faire. Opinion négative que le médecin ne peut accepter, parce que tant qu'il y aura des agents pour produire des maladies, il y aura des agents pour soulager et guérir. Si au lieu de la part contributive de la nature, sur laquelle le médecin doit compter, il ne rencontre que résistance et répulsion, tous ses efforts seront sans doute impuissants. Il y a des maladies qui naissent fatalement mortelles, d'autres qui tiennent à un vice originel pour lequel il n'y a pas de baptême ; mais est-ce à dire pour cela que l'art ne peut jamais parce qu'il ne peut pas toujours ? Il y a bien assez de charlatanisme, pourquoi créer celui de l'incrédulité ? Cette doctrine couvrirait l'ignorance et paralyserait l'émulation.

En opposition à cet aphorisme athée d'un auteur dont le nom n'est pas une autorité, l'on peut citer les paroles prononcées à l'ouverture du cours de clinique de l'École préparatoire de Lyon. C'est le docteur Devay qui parle. « On voit, dit-il, des médecins, transportés par une foi agissante, accomplir de véritables prodiges ; espérant là où d'autres restent dans la stupeur, agissant là où d'autres quittent la partie ; ils trouvent mille occasions de frapper de ces grands coups qui étonnent le public en lui révélant ce que peut la médecine maniée par des mains habiles. » L'auteur rappelle ensuite un nom dont le mérite est incontesté ; il fait du docteur Récamier l'expression du médecin agissant, et qui a pu dire aussi en mourant : *Fidem servavi et bonum certamen certavi.*

Toutes ces discordances d'opinions doctrinales et de faits pratiques sont moins fâcheuses dans leurs résultats qu'elles sembleraient devoir l'être. D'abord cet absolutisme de doctrine se relâche un peu dans la pratique du maître ; ensuite il sait attendre l'opportunité de l'application , et cette opportunité a presque toujours son moment pour toutes les doctrines. En effet, ne voit-on pas la période de spasme, d'astriction ; puis le mouvement contraire, d'expansion ; la période d'excitation ? ne voit-on pas les productions sécrétionnelles manifester leur prépondérance par des symptômes certains ? alors si ce n'est pas le mal que vous attaquez dans sa cause essentielle, c'est une de ces conséquences que vous diminuez. Vous ne pouvez porter la cognée dans les racines de l'arbre , vous vous adressez aux fruits que vous faites tomber.

Si dans certains cas l'expectation offre des dangers certains , funestes, l'on ne peut nier que dans d'autres cas la nature ne suffise à elle-même pour assurer son triomphe. L'on ne peut mettre en doute non plus , dans des cas donnés , les prompts et heureux effets des moyens anti-phlogistiques: soit que l'exaltation des propriétés vitales se manifeste sur le système sanguin tout entier , soit qu'elle se concentre sur un organe. L'expérience détermine les cas presque assurés de succès et se trouve en parfaite harmonie avec l'interprétation pathologique qu'elle confirme. L'école physiologique, en universalisant son principe, commettait une erreur ; mais l'on ne peut méconnaître qu'en dehors de son exclusivisme, elle rappelait une vérité bonne à conserver. L'observation rend bonne justice distributive ; elle constate aussi que les évacuants rendent de grands et incontestables services : soit qu'ils dérivent en changeant la direction d'un mouvement fluctionnaire vicieux ; soit qu'ils modifient la sensibilité du tube digestif ; soit qu'ils suppléent à l'action éliminatrice des propriétés vitales , par l'expulsion de la matière pécante , selon le langage humoriste. Les évacuants les plus énergiques, les émétiques antimoniaux , dans certaines inflammations aiguës , s'emploient avec une confiance que ne pouvait accepter et un succès que ne pouvait prévoir la médecine physiologique.

L'esprit de doctrine n'est pas vaincu par les succès de ses rivaux. Vous avez perturbé , dérivé, substitué ! s'écrie-t-il ; vous avez guéri non pas parce que... mais quoique... comme si, en fait de guérison, tout n'était pas légal.

Troubler, provoquer le désordre pour arriver à l'ordre, est un système dont on ne comprend pas trop la logique et encore moins la sagesse. Il en est peut-être de l'organisme humain comme de l'ordre social : il a quelquefois besoin d'un grand danger pour développer toutes ses ressources. L'on ajoute le péril du remède au péril du mal pour provoquer les efforts suprêmes de la vie. Cette méthode n'est ni sage ni prudente ; elle ne peut trouver place que dans les cas extrêmes déterminés par Hypocrate : employer un remède incertain plutôt que d'abandonner le malade à une mort certaine.

La dérivation, la révulsion ont donné lieu naguère à une discussion célèbre. Un des moyens que cette doctrine consacre, le populaire vésicatoire, a été qualifié de moyen prince par le docteur Bouillaud, en imitation sans doute de l'épithète dont nous aimons à honorer les savants d'un mérite supérieur et incontesté, et dont beaucoup figuraient dans la lutte dont je parle : les Bouvier, les Malgaigne, les Gerdy, les Velpeau. Les dérivatifs ont conservé leur domicile légal dans la thérapeutique.

La substitution est un fait pratique qui a toujours figuré heureusement dans nos moyens curatifs. De deux maux, qui n'éviterait le pis ? On ne pose pas la question ; il ne s'agit que de présenter un choix à faire. Voulez-vous un escarre dont on limite la profondeur et l'étendue, ou un charbon avec ses promptes et funestes conséquences ? Voilà un fait extérieur, visible. S'agit-il d'une maladie interne, les faits sont moins visibles, moins saisissants ; mais s'ils se traduisent par le rétablissement de la santé, que faut-il de plus pour le médecin et surtout pour le malade ? Contester le mérite du médecin parce qu'il a substitué à une maladie qui ne guérissait pas, une maladie qu'il a guérie, ce serait pousser les exigences de l'ordre légal jusqu'aux dernières limites du ridicule. D'ailleurs la médecine substitutive est devenue classique. L'on ne parle plus des exigences physiologiques ; l'on ne voit que le but, la guérison.

S'il y a des actions organiques vicieuses, à tendances funestes, l'on ne peut méconnaître qu'il en est d'autres essentiellement conservatrices, répulsives des agents morbides. Les premières, c'est la mort attaquant la vie ; les secondes, c'est la vie luttant et triomphant de la mort.

La Providence ne pouvait laisser son œuvre incomplète ; après

avoir créé, il fallait conserver. L'organisme avait été créé vulné-
rable, il fallait bien qu'il eût ses moyens de défense : de là cette
admirable propriété dont tous les êtres organisés sont doués de
lutter contre les ennemis qui les entourent, qui les menacent
incessamment. Sentinelle attentive, la propriété vitale veille,
ses ressources sont immenses : elles ne peuvent pas se mesurer,
elles dépassent quelquefois toutes les prévisions et démentent les
pronostics qui semblaient les mieux établis ; ces grands phénomènes de la propriété vitale s'appellent réaction.

Dans aucune maladie l'on n'observe d'une manière aussi saisis-
sante les divers phénomènes d'altération profonde et de réaction
puissante des propriétés vitales que dans le fléau que malheureu-
sement nous avons tous pu étudier : le choléra. Un malade sans
pouls, glacé, aux yeux caves, au visage crispé, à la voix éteinte,
au sang coagulé, ne tient plus à la vie que par les angoisses de
l'agonie. Si le poison, cause de ce grand danger, n'a pas entière-
ment éteint la force conservatrice, les propriétés vitales, surprises
tout-à-coup par un ennemi puissant, qui est venu les attaquer
dans leurs principaux centres, réagissent ; elles trouvent des
ressources que le physiologiste ne pouvait prévoir : le pouls, ce
phénomène indispensable de la vie, se met en mouvement, il se
fait sentir ; la peau s'attiédit, elle se réchauffe ; le visage s'épa-
nouit, s'anime : la vie triomphe. Mais le triomphe a ses entraîne-
ments, ses dangers, quand l'ordre et la modération ne le dirigent
pas. L'exaltation de la vie est à son comble : la peau est brûlante,
la sueur ruisselle, la tête est en feu, les yeux sortent de leurs
orbites ; la réaction est un nouveau désordre aussi grave, aussi
périlleux que la cause qui l'a provoquée. Attaque et défense, tout
devient danger pour la vie.

Dans toutes les maladies, les phénomènes réactionnaires n'ont
pas ce degré d'intensité, mais ils sont toujours appréciables. Ils
amènent souvent l'élimination de l'agent morbide, quand la science
ne peut le neutraliser. On les reconnait dans l'exaltation répulsive
des propriétés vitales en général, ou bien dans l'exaltation des
actions organiques de tel ou tel système d'organes ; ces actions
organiques surexcitées prennent alors le nom de crise. Le mérite
en appartient au principe conservateur. La science physiologique
ne peut en expliquer ni l'intelligence ni les moyens.

Il faut ajouter aux moyens curatifs qu'emploie la nature ceux que la science possède en dehors de toute induction systématique et dont l'action est si efficace qu'on les a qualifiés d'héroïques. Arrêtons-nous au quinquina dont les services sont si heureux que l'art perdrait une de ses plus précieuses ressources s'il en était privé. Un homme est en proie à un paroxisme fébrile, qui ébranle l'organisme jusque dans ses fondements ; l'avenir est prévu, c'est la mort, si le paroxisme pyrétique se renouvelle. L'art possède un moyen héroïque , le malade est sauvé ! Il est d'autres médicaments précieux dont l'action n'est pas moins assurée sur certaines maladies. Le médecin n'intervient que pour diriger le traitement, le mettre en harmonie avec l'intensité du mal ou les susceptibilités individuelles reconnues. Dans ses jours de paroxisme de crédulité, la médecine physiologique avait voulu expliquer ces actions mystérieuses par une nouvelle excitation , une transformation d'irritation. Cette explication était inadmissible. Comment ! une maladie qui se manifeste par les plus grands désordres , qui va tuer inévitablement le malade , serait enrayée par une prétendue excitation de l'estomac qui ne se manifeste par aucun symptôme sérieux, appréciable ! Une cause préexistante ne peut être détruite que par une cause au moins égale en puissance. L'on comprend bien le fer rouge détruisant, carbonisant les chairs et avec elles les principes de mort qu'elles recélaient ; mais l'on ne peut comprendre une irritation idéale se substituant victorieusement à un agent morbide qui allait anéantir l'organisme. Non , entre l'agent de mort et le remède il s'est passé un phénomène naturel, un fait physiologique , tout-à-fait en dehors du système des irritations et des phlegmasies. Il y a eu substitution de la santé à la maladie , de la vie à la mort , voici le fait ; l'explication n'est pas encore entrée dans le domaine de la physiologie connue.

Dans ces faits nombreux le succès prouve la vérité de l'aphorisme que personne ne peut nier et qui s'applique à tout ordre de choses : *Sublatâ causâ , tollitur effectus.* Il est des agents morbides qui ne se révèlent que par les dangers qu'ils font subir ; il est des remèdes qui ne se font connaître que par le bien qu'ils produisent. Pour le moment nous ne pouvons expliquer ni les uns ni les autres ; les explications physiologiques sont prématurées.

La médecine est la science de la vie: de tous les éléments qui la troublent, de tous ceux qui la défendent et la conservent. La médecine doit se rattacher à toutes les sciences naturelles : elle entre, comme elles, dans le cadre des harmonies établies par le Créateur.

Les sciences physiques, malgré leurs rapides et incontestables progrès, n'ont point encore déchiré tous les voiles qui enveloppent les œuvres de Dieu. Nous ignorons quelles sont les limites imposées à l'intelligence humaine. L'avenir est réservé ; nous avons acquis tant d'imprévus que nous pouvons bien sans orgueil espérer encore. Nous possédons aujourd'hui le moyen de suspendre l'attribut caractéristique des animaux, la sensibilité ; pourquoi donc n'arriverait-on pas à reconnaître et à détruire chacun de ces éléments hostiles, qui nous assiégent d'une manière permanente ou accidentelle ?

La toxicologie nous offre ses contre-poisons. Serait-ce trop présumer d'elle qu'un jour elle pourrait nous offrir des moyens neutralisateurs contre tous les agents encore inconnus de nos maux physiques ? Chaque maladie n'aura-t-elle jamais son quinquina ? Cependant point d'illusion ! L'homme ne changera jamais sa destinée sur la terre, il n'évitera jamais complètement la douleur et ne fixera jamais à son gré les limites de sa vie. Le dernier possible de la science humaine ne sera jamais un paradis terrestre !

En attendant la nouvelle toxicologie, qui ne sera longtemps encore qu'une espérance, le médecin doit se prémunir contre l'entraînement des systèmes. L'esprit de système si séduisant à l'imagination, si brillant par le langage, si ingénieux en moyens, si fertile en paradoxes, a retardé les vrais progrès de l'art de guérir et restreint, peut-être, ses bienfaits.

Un médecin a écrit que la pratique sans la théorie était l'automatisme de la pensée. Cette proposition est plutôt une expression d'amour-propre qu'une vérité. Ne pourrait-on pas dire aussi que la théorie dans l'inconnu est presque toujours une erreur et assez souvent une absurdité ? La pratique qui marche avec une observation sincère, qui met tous ses soins à reconnaître les vérités de l'expérience, n'est pas une pratique automatique.

Si l'on ne peut toujours expliquer doctrinalement et d'une manière satisfaisante les sources étiologiques, les faits pathologiques qui naissent, les agents thérapeutiques qui les modifient heureusement, doit-on renoncer à constater leur manifestation, leur différence, leur tendance, leur solution? Ce n'est pas de l'automatisme, mais bien la meilleure de toutes les théories, la science des faits par l'expérience.

L'observation et l'expérience sont les deux principaux éléments de la science médicale pratique. La première est le moyen ; la seconde, le résultat. Privez-vous de ces deux éléments et vous aurez bien peu de chose pour vous diriger dans la connaissance des maladies.

La publicité est un des caractères de notre époque. Le journalisme ne laisse rien ignorer de tous les faits qui peuvent intéresser la société. S'il se prête souvent à des spéculations de l'industrialisme, on ne peut nier non plus que c'est par la publicité, par les journaux spéciaux que les sciences portent la connaissance de leurs découvertes et de leurs progrès jusque dans les pays les plus éloignés des grands centres où elles établissent leurs principaux domiciles. Lisez le plus modeste des journaux de médecine pendant six mois seulement, et vous serez étonné qu'il existe encore une maladie dont l'humanité ait à s'inquiéter ; il y a des remèdes pour tous les maux. Il faut bien faire une grande part aux hâbleries du charlatanisme ; mais lorsqu'on voit des remèdes nouveaux se produire sous le patronage de noms célèbres et justement honorés, la méfiance vous paraîtrait une injure; vous les employez et vous ne recueillez souvent qu'une nouvelle déception ! Pourquoi donc? Parce que l'observation n'a pas été complète.

Rien n'est facile comme de donner un nom à une maladie et de proposer un remède pour la guérir ; mais l'on ne peut admettre qu'une dénomination de maladie explique les mille nuances que cette maladie peut présenter. Un nom en pathologie est un vaste tableau, qui renferme des détails infinis. Chaque plus, chaque moins, chaque diversité est nécessairement le résultat d'une particularité, soit de la cause, soit de l'individu. Il n'y a pas d'effet sans cause ; tout est conséquence dans telle ou telle manifestation de la maladie, comme dans le résultat de la médication. Dans l'impossibilité actuelle de pénétrer dans tous ces détails vraiment physiologiques de causes et de conséquences si diverses, c'est à l'observation que le médecin doit s'adresser pour constater les similitudes de faits et fonder ses espérances dans les remèdes.

Observer en médecine n'est pas une science aussi facile qu'on le pourrait croire. A une grande indépendance d'esprit il faut joindre une aptitude spéciale d'appréciation. Dans les débats judiciaires l'on rencontre des témoins qui ne disent pas toute la vérité, rien que la vérité ; d'autres qui mentent. En séméiologie tous les symptômes ne sont pas des révélateurs sincères ; il en est d'insidieux, de perfides, et qui peuvent facilement tromper la sagacité du médecin. Le chapitre des anomalies est toujours ouvert, et ne lit pas qui veut dans cette langue sans règle ni principe.

Et encore c'est que l'observation ne se traduit pas toujours par des signes descriptibles, rationnels ; il y a souvent des impressions instinctives qu'on appelle coups d'œil, inspirations, et qui sont plus justes que les diagnostics les mieux étudiés. Le coup d'œil, l'inspiration ne se puisent pas toujours dans la science, mais bien plus souvent dans une longue et bonne habitude pratique. Il y a des médecins dont le mérite scientifique est assez limité et qui possèdent à un haut degré cette faculté d'appréciation dans les symptômes traducteurs du mal et dans l'opportunité du remède.

Lorsque des observations nombreuses, complètes, comparées par les phénomènes séméiologiques et les moyens thérapeutiques employés auront été réunies, il y aura expérience acquise et un peu moins d'inconnu entre le mal et le remède. Si depuis plus de deux mille ans l'observation n'eût pas été sacrifiée aux systèmes ; si l'emploi des moyens curatifs eût été classé, pour ainsi dire, en aphorismes thérapeutiques, nous aurions peut-être plus de certitude et de bonheur dans nos moyens curatifs.

L'anatomie pathologique fait chaque jour de nouveaux progrès ; rien n'échappera bientôt à ses recherches, à ses investigations microscopiques ; elle constate les désordres physiques de la matière. Les progrès de la chimie organique apporteront leur concours puissant à la science médicale et pourront jeter de vives lumières sur les causes et par conséquent sur le traitement des maladies ; mais pour arriver là il faut que ces sciences parviennent à connaître, à préciser tous les éléments au milieu desquels nous

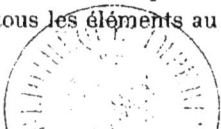

nous trouvons : leur proportion , leurs combinaisons diverses et leur action accidentelle sur notre organisme. La médecine est là !...

Si jusqu'ici l'on n'a pu trouver la source du fleuve en la cherchant au milieu des systèmes qui n'étaient que des écueils , avec la boussole des sciences naturelles on a l'espoir fondé d'y arriver. Mais l'observation sera toujours le témoignage indispensable, et l'expérience, le juge suprême.

Au milieu de l'obscurité, de l'incertitude , des impuissances de l'art, il y a une large place pour la témérité, l'ignorance et le charlatanisme.

Avec les ressources inappréciables et si puissantes de la vie il y a des espérances pour tous.

Ces vérités qu'on ne peut contester ont quelque chose de décourageant pour le médecin consciencieux et dévoué aux intérêts de l'humanité ; il lui arrive souvent de ne pouvoir éviter un sentiment de profond dégoût. Il ne peut se glorifier des éloges gratuits, qui lui sont quelquefois prodigués ; et il a besoin parfois de tout son courage pour se placer au-dessus des imputations cruelles que lui adresse le malheur !

Il voit sa dignité s'évanouir dans le contact inévitable des préjugés et de l'ignorance populaire ;

Et puis encore l'ambition et les sottes prétentions d'une jalousie confraternelle , qui s'inspire d'une aveugle et basse cupidité !

Ce serait à n'y pas tenir , si parfois le médecin n'avait la certitude d'un service rendu, d'une douleur adoucie, d'une vie conservée.

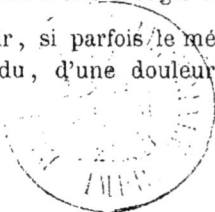

La Rochelle, imprimerie Z. Drouineau. — 2-1870.

170

www.ingramcontent.com/pod-product-compliance
Lightning Source LLC
Chambersburg PA
CBHW060535200326
41520CB00017B/5243